DE L'ETAT CHARBONNEUX

DU POUMON

A PROPOS DE

QUELQUES FAITS GRAVES D'ANTHRACOSIS

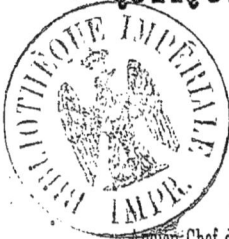

Par le Dr L. PERROUD,

Médecin des Hôpitaux de Lyon,

Ancien Chef de Clinique à l'Ecole de Médecine, Membre de la Société des Sciences médicales de la même ville,

Lauréat de la Société impériale de Médecine de Bordeaux,

Correspondant de la Société médicale d'Amiens et des Sociétés de Médecine de Bordeaux, de Chambéry et de Saint-Etienne.

———➤◄———

SAINT-ETIENNE,

Imprimerie et lithographie de J. Pichon, rue Brossard, 9.

1862

DE L'ÉTAT CHARBONNEUX DU POUMON

A PROPOS DE

QUELQUES FAITS GRAVES D'ANTHRACOSIS,

Par le Dr L. PERROUD.

A l'état normal les poumons de l'homme ne con-
servent pas à toutes les époques de la vie l'aspect
rosé qu'ils présentent chez le fœtus et le jeune en-
fant; à mesure qu'ils avancent en âge, ils s'im-
preignent et ils s'infiltrent d'une matière noire
qui, par sa disposition en taches d'inégales gran-
deurs ou en arborisations irrégulières, leur donne
l'aspect d'un granit ou d'un marbre.

Cet état du poumon est constant chez l'adulte
et le vieillard; le plus souvent, il ne trouble en rien
les fonctions respiratoires, et peut être considéré
par cela même comme physiologique; quelquefois
cependant il peut s'exagérer au point de devenir
incompatible avec le libre accomplissement de
l'acte pulmonaire; la santé dès lors est compro-
mise; il y a maladie, et c'est cette affection que
l'on a désignée sous les différents noms de mélanose (1), pseudo-mélanose, fausse mélanose, état
charbonneux du poumon (2), charbon pulmonaire
(3), anthracosis (4), mélanidie (5), etc.

---

(1) Laennec. Traité d'auscultation.
(2) Natalis Guillot. Archives générales de Médecine.
(3) Robin et Verdeil. Chimie anatomique. Tome 3.
(4) Stratton. Edimbourg Médic. and Surgic. journal. 1838.
(5) Maurice, de Saint-Etienne. Annales de la Société de
Médecine de Saint-Etienne. 1860.

Il nous a été donné d'observer quelques exemples de cette maladie, et comme ces faits semblent jeter quelques jours sur la question, nous avons cru devoir les rapporter avec les considérations d'anatomie, de physiologie et de pathologie qu'ils nous ont suggérées. Nous nous proposons donc dans ce travail de répondre aux différentes questions suivantes :

1° Quelle est la nature chimique de cette substance noire qui infiltre les poumons ?

2° Quel est son siége précis dans le poumon ?

3° Comment et par quelle voie arrive-t-elle dans le parenchyme pulmonaire ?

4° Quelle influence exerce-t-elle sur le tissu des poumons, sur leurs fonctions et sur la santé générale ?

5° Enfin quelles sont les conséquences pratiques que l'on peut déduire de l'étude précédente ?

Voyons d'abord l'histoire de quelques cas d'anthracosis. Nous avons pu les observer dans le service de la clinique médicale sous la direction de M. le professeur Teissier.

Observation I. — 35 ans de travail dans les mines de charbon. — Infiltration charbonneuse très-intense des deux poumons. — Ulcération du sommet droit. — Crachats mélaniques. — Mort et autopsie.

Benoît Montelier, de Saint-Martin-la-Plaine (Loire), journalier à Lyon, entre à l'Hôtel-Dieu le 27 mai 1861, dans la salle de la clinique médicale, où il est couché au n° 16.

Ce malade, d'une constitution appauvrie, nous apprend qu'il a exercé pendant 35 ans la profession de mineur dans les houillères de la Loire. Il n'a éprouvé pendant ce temps aucune maladie aiguë ; mais trouvant que le travail des mines l'épuisait, il a quitté cette profession depuis 7 ans pour s'adonner aux travaux des champs.

Il y a 3 ans, il eut une maladie aiguë de poitrine qui fut guérie complétement après un traitement de 25 jours, institué à l'Hôtel-Dieu.

Il y a 6 semaines, à la suite d'un travail prolongé dans un endroit humide, le malade éprouva un point douloureux sous-sternal exaspéré par les fortes inspirations, depuis lors il tousse et il a une expectoration très-abondante de crachats fortement colorés en noir ou en gris noirâtre; c'est la première fois que les crachats présentent ces caractères.

Ces accidents n'éprouvant aucune amélioration, le malade se décide à entrer à l'Hôtel-Dieu.

A son entrée dans le service, nous voyons un homme très-amaigri dont la peau présente cet état jaune sale décoloré qui est si commun chez les mineurs. — Pas de fièvre ni de sueurs nocturnes; fonctions digestives bonnes. — Les douleurs thoraciques sont peu intenses; elles ne se manifestent que sous l'influence des fortes inspirations; la respiration est régulière, non précipitée; elle s'accompagne de quelques râles sibilants dans la partie inférieure des poumons et de quelques craquements humides au sommet du poumon droit. — Toux légère et facile, crachats très-abondants

(quelquefois près d'un litre par jour), filants, ino-
dores et présentant une coloration grise noirâtre
très-foncée ; ces crachats sont surmontés, dans le
vase qui les reçoit par quelques bulles d'air peu
abondantes et de volume très-variable ; calcinés
dans une capsule de platine, sous l'influence de la
haute température déterminée par la lampe de
Deville, ils donnent une petite quantité de cendres
blanches, alcalines qui, dissoutes dans l'eau et
traitées simultanément par l'acide acétique et le
cyanure jaune de potassium et de fer, ne présentent aucune trace de fer (1) ; traités par une solution concentrée de potasse caustique, ces crachats
laissent précipiter, sous forme d'une poudre noire,
leur matière colorante ; cette poudre est inattaquée
par les acides, sulfurique, azotique et chlorhydrique.

L'examen microscopique des crachats démontre
en eux une grande quantité de corpuscules dits
de mucus, beaucoup de corpuscules arrondis à
trois noyaux, ne différant des corpuscules dits
purulents que par l'absence ou la moindre quantité de granulations graisseuses dans leur intérieur,
quelques jeunes cellules épithéliales et une assez
grande quantité de petites granulations noires
variant entre le volume de 1/2, 1, 2 et 2 1/2
millièmes de millimètre ; ces granulations sont
libres dans la préparation ; elles sont quelquefois
alors agitées de mouvements Browniens ; on en
rencontre aussi un assez grand nombre infiltrées
dans les éléments histologiques précédents.

(1) M. le docteur Pravaz a bien voulu me prêter sa savante
coopération dans cette opération délicate.

Les jours suivants, l'état du malade empira peu
à peu ; au craquement sous-claviculaire succé-
dèrent de véritables gargouillements et du souffle
amphorique également faciles à constater au-des-
sous de la clavicule droite et dans la fosse sus-
épineuse du même côté.

Le 11 juillet 1861, le malade s'éteignit dans
le marasme comme un phthisique arrivé au troisième degré de son mal. Les crachats ont présenté
jusqu'à la fin la coloration noire qu'ils avaient à
l'entrée du malade à l'Hôtel-Dieu. Ils n'eurent
jamais l'aspect purulent ou sanguinolent ; le microscope seul permettait d'y rencontrer quelques
globules rouges du sang et quelques granulations
graisseuses éparses.

Autopsie. Tube digestif sans altération ; les gan-
glions mésentériques sont sains et non colorés en
noir.

Les poumons crépitent très-difficilement ; ils sont
très-fortement teints en noir d'une manière uni-
forme ; cette coloration se remarque dans l'intérieur
de leur parenchyme aussi bien qu'à la surface ;
sous la plèvre viscérale et en différents points du
tissu pulmonaire, on constate de petits noyaux
durs, de la grosseur d'une graine de millet à un
grain de chenevis, entièrement composés de matière charbonneuse. — Le sommet du poumon droit
présente quelques adhérences pleurales et une
vaste caverne de la grosseur du poing ; cette
caverne est tapissée par d'abondantes mucosités
noires tout-à-fait semblables aux crachats que rendait le malade ; aucune trace de tubercules dans
le voisinage.

On obtient par le lavage du poumon un liquide d'un noir très-beau et très-foncé dont la coloration n'est altérée à chaud et à froid, ni par la potasse caustique, ni par l'ammoniaque, ni par l'alcool, ni par les acides sulfurique, chlorhydrique ou azotique.

Examiné au microscope, le parenchyme pulmonaire est rempli de petites granulations noires tout-à-fait semblables à celles que le microscope a démontrées dans les crachats.

Observation II. — 6 ou 8 ans de travail dans les mines. — Etat cachectique. — Engouement pulmonaire. — Infiltration pulmonaire charbonneuse. — Mort et autopsie. — Petite caverne pulmonaire; pas de crachats noirs.

Toussaint Maisonnette, 26 ans, mineur depuis une huitaine d'années, entre à l'Hôtel-Dieu (1) le 3 avril 1861; il est couché au n° 15.

Depuis 6 mois, ce malade a maigri beaucoup; il perd ses forces et a des sueurs nocturnes. Depuis 15 jours, il éprouve de la fièvre et une forte douleur en avant et en bas du thorax. Ce sont ces derniers accidents qui le décident à entrer à l'Hôtel-Dieu.

A son entrée, nous constatons un homme amaigri, d'une constitution profondément détériorée, et dont la peau a une couleur jaune terreuse bien prononcée — La respiration est fréquente et difficile et accompagnée d'un peu de toux. — Crachats peu abondants, visqueux et jaunâtres; pas d'hé-

---

1) Service de M. le professeur Teissier.

moptysie. — A l'auscultation, la respiration est rude aux deux sommets; en bas et à droite, on constate quelques râles muqueux à fines bulles, pouvant simuler des râles crépitants. — Quelques palpitations sans bruit anormal du côté du cœur; bruit de souffle dans les deux carotides. — Léger mouvement fébrile. — Anorexie; langue blanchâtre.

Les jours suivants, l'état du malade s'aggrave peu à peu. — Le 16 avril, la respiration est très-difficile; le pouls à 130; l'auscultation permet de constater quelques gargouillements au sommet du poumon droit et des râles sous-crépitants très-abondants dans les parties inférieures des deux poumons.

Le 21 avril, Autopsie. — Le malade n'a jamais présenté des crachats noirs.

Les deux poumons présentent une coloration entièrement noire; outre cette coloration, le tissu pulmonaire est dur et friable dans les parties inférieures et manifestement engoué. — Les bronches et leurs ramuscules sont remplies d'un liquide jaunâtre, visqueux, un peu spumeux, tout-à-fait semblable à celui que le malade rendait par l'expectoration et que la pression fait suinter en grande quantité par les coupes pratiquées sur le poumon.

Le sommet du poumon droit présente une petite caverne dont les parois sont tapissées de matière tuberculeuse en voie de ramollissement.

Examiné au microscope, le tissu des poumons présente une grande quantité de petites granulations noires variant entre 1/2 à 2 1/2 millièmes de millimètre et qui sont inattaquées par la potasse caustique et l'acide sulfurique; ce sont ces granulations qui, infiltrées dans les mailles du parenchyme pulmonaire, lui donnent son aspect noir foncé.

De nombreuses et récentes adhérences unissent les deux feuillets de la plèvre diaphragmatique.

Observation III. — Infiltration charbonneuse des deux poumons. — Splénisation pulmonaire. — Mort et autopsie.

Marguerite Bonnard, de Saint-Julien-en-Jarret (Loire), âgée de 69 ans, entre le 30 août 1861 à l'Hôtel-Dieu, salle clinique et y est couchée au n° 8.

Cette femme tout-à-fait sourde, ne peut donner aucun renseignement suffisant sur ses antécédents. Nous apprenons seulement par M. le docteur Lafaurie que, depuis plusieurs mois, elle souffrait d'un catarrhe pulmonaire pour lequel il l'a traitée, pendant trois semaines, à l'infirmerie protestante de Lyon. A cette époque, la malade ne présentait rien d'anormal du côté du cœur; ses crachats n'ont jamais été mélaniques.

A son entrée à l'Hôtel-Dieu, Marguerite Bonnard est très-oppressée; le facies est cyanosé et couvert de petites arborisations veineuses étoilées; œdème des membres inférieurs; pouls petit, faible, filiforme, régulier, à 96 pulsations; habitus général d'une affection du cœur, cependant la pointe bat dans le 5me espace intercostal très-légèrement en debors; la matité précordiale est peu étendue et les battements du cœur, quoique sourds, ne sont pas accompagnés de bruits anormaux; pas de pouls veineux.

Respiration haute, difficile et fréquente; expiration un peu prolongée; quelques râles muqueux des deux côtés, en arrière et en bas; toux légère; pas de douleur thoracique; crachats médiocrement abondants, jaunâtres et un peu visqueux.

Le 2 mai, les crachats contiennent une grande quantité de sang; depuis ce moment, l'état de la malade s'aggrave singulièrement; la langue se sèche; le pouls devient de plus en plus petit; les râles muqueux deviennent plus fins; la dyspnée plus intense, et la malade meurt le 13 mai, dans une sorte d'état adynamique.

Autopsie. Le cœur est un peu hypertrophié; les valvules auriculo-ventriculaires des deux côtés sont insuffisantes; les quatre cavités sont remplies d'un sang noirâtre et caillebotté.

Les deux poumons sont uniformément noirs, et le microscope trouve que cette coloration est due à l'infiltration dans le parenchyme pulmonaire d'une très-grande quantité de petites granulations noires variant de volume entre 1 à 2 1/2 millièmes de millimètre; ces granulations sont en divers points réunies en petits amas irréguliers pouvant atteindre les dimensions de 2 à 3 centièmes de millimètre, et sont inattaquées par la potasse caustique et les acides sulfurique et azotique.

Les deux lobes inférieurs sont hépatisés des deux côtés; un liquide purulent, épais et visqueux, très-abondant, remplit les ramifications bronchiques; le sommet du poumon gauche est induré, et cette induration du volume d'une petite pomme, est constituée par le tissu pulmonaire densifié, comme feutré et présentant à la coupe l'apparence du carton mouillé; au centre de cette induration, on trouve quelques tubercules crétacés et quelques noyaux pierreux.

Fausses membranes sur la plèvre; épanchement séro-sanguin dans les deux cavités pleurales.

A. *Nature de la substance noire infiltrée dans les poumons.*

En raison de sa couleur, la matière noire des poumons a d'abord été confondue sous le nom de *mélanose* avec toutes les autres substances de coloration brunâtre ou foncée que l'on rencontre dans l'organisme, à l'état physiologique aussi bien qu'à l'état pathologique; ce n'est que plus tard qu'une étude plus approfondie est venue démontrer que l'on avait réuni sous le même nom des choses bien disparates; que toutes les substances noires que l'on rencontre dans l'organisme sont loin d'être toujours d'une nature identique; enfin que la mélanose devait être considérée comme un genre auquel on devait reconnaître plusieurs espèces; c'est ainsi que Vogel établit l'existence d'une mélanose par formation de sulfate de fer; c'est ainsi que l'on dut reconnaître aussi diverses variétés de mélanose par modification de la matière colorante du sang, etc., etc.

Je n'ai pas à faire ici l'histoire de ces différentes espèces de mélanoses; je tiens seulement à démontrer que la matière noire des poumons ne provient pas d'une altération sanguine et ne peut être confondue avec la *mélanose hématique;* elle se présente en effet au microscope avec des caractères bien différents, et elle se comporte aussi d'une tout autre manière sous l'influence des divers réactifs chimiques.

Au microscope, la substance noire pulmonaire se présente sous forme de petites granulations assez irrégulières, d'un noir foncé, mesurant 1/2, 1, 2 à 2 1/2 millièmes de millimètre de diamètre. Ces granulations sont tout-à-fait semblables à celles que montre l'examen microscopique du noir de fumée; mises en liberté dans la préparation, elles sont le plus souvent agitées de mouvements Browniens; infiltrées dans le parenchyme pulmonaire, elles s'agglomèrent la plupart, soit entr'elles, soit autour d'éléments histologiques, en petites masses irrégulières d'un volume très-variable.

Outre ces granulations, le microscope démontre encore quelquefois dans la matière noire des poumons, des corpuscules foncés très-irréguliers, présentant des bords tranchants, des arêtes et des angles plus ou moins aigus à la manière de fragments irréguliers d'une matière inorganique.

La différence d'aspect, comme on peut en juger par ce qui précède, est grande entre cette substance mélanique des poumons et la mélanose hématique. — Dans cette dernière, on voit les éléments histologiques infiltrés par la matière colorante du sang qui les teint uniformément, non pas en noir, mais en jaune ou en rouge plus ou moins foncé. Quelquefois, il est vrai, l'hématosine peut en s'altérant, donner lieu à la formation de granulations capables de s'agglomérer en masses irrégulières ou d'infiltrer les éléments anatomiques, mais ces granulations n'ont ni le volume, ni la couleur des granulations de la matière pulmonaire; elles sont généralement plus grandes qu'elles, et offrent toujours une coloration ou un reflet rougeâtre que n'ont pas ces dernières.

Reste le pigment véritable avec ses petites granulations noirâtres et que je considère avec Gluge comme une troisième variété de mélanose hématique. La distinction est ici, je l'avoue, plus difficile à établir, cependant on peut constater, dans ces cas, encore une différence dans le volume et la forme des granulations; celles du pigment sont plus petites et présentent à un très-fort grossissement une forme plus régulière que celle qui appartient aux granules mélaniques pulmonaires. Du reste, si le microscope était ici impuissant à établir le diagnostic, l'analyse chimique lèverait tous les doutes.

Une première différence chimique qui distingue la mélanose hématique de la substance mélanique pulmonaire, c'est la présence constante du fer dans la première et l'absence de ce métal dans la seconde, absence que nous avons constatée, avec M. le docteur Pravaz, notamment dans notre observation n° 1.

A ce caractère différentiel, on peut joindre les suivants:

1° L'acide sulfurique concentré dissout la vraie mélanine (le pigment hématique), tandis qu'il

laisse intacte la matière mélanique pulmonaire.
(Robin et Verdeil);

2° Le chlore décolore la mélanose hématique.
(Brusch., etc.). Son action est nulle sur la matière
mélanique du poumon.

Les réactions précédentes et l'examen micro-
graphique démontrent amplement que la matière
noire des poumons ne peut être confondue avec
la mélanose d'origine sanguine; l'analyse élémen-
taire de ce corps prouve encore en faveur de cette
manière de voir, et l'établit victorieusement en
démontrant que la substance noire pulmonaire est
constituée par du *charbon,* et doit être regardée
non pas comme une matière organique riche en
carbone, mais comme du charbon pur.

Il est démontré, en effet, que cette substance
brûle à l'air libre sans laisser de cendre et en don-
nant de l'acide carbonique; il est démontré de plus
qu'elle est inattaquée par les alcalis caustiques,
par les acides concentrés, le chlore et les divers
dissolvants des corps gras (éther, alcool, benzine,
etc.). — Ces démonstrations, on les doit à MM.
Grégory, Graham, Christison, Natális Guillot,
Stratton, Robin, Verdeil, etc. M. le Dr Maurice
a publié dans les Annales de la Société de Médecine de Saint-Etienne, un travail intéressant où la
nature charbonneuse du dépôt noir pulmonaire se
trouve clairement établie, et nos recherches nous
conduisent aussi à adopter une pareille conclusion;
le nom *Anthracosis* que Stratton (1) a donné à la

---

(1) Stratton. — Case of Anthracosis. (Edimbourg Médic. and
Surgic. Journal. 1838. Page 490).

maladie qui nous occupe, nous paraît donc bien choisi, aussi le conserverons-nous comme indiquant clairement la nature du mal.

B. *Du Siége de la matière charbonneuse dans le poumon.*

La matière charbonneuse n'est pas également disséminée dans le tissu pulmonaire ; elle s'accumule surtout, au sommet du poumon, sous la plèvre et au bord inférieur des deuxième, troisième, quatrième et cinquième côtes, de manière à former sur le poumon des espèces de trainées foncées disposées en ceintures ; plus tard les dépôts charbonneux se multipliant, les différentes parties du poumon en sont impreignées si bien que les siéges d'élection que nous venons de mentionner, ne peuvent être constatés qu'au début de l'infiltration.

On s'est demandé si les masses charbonneuses étaient placées en dedans ou en dehors des vésicules aériennes. L'observation directe à la loupe ou au microscope, les a toujours montrées dans le tissu conjonctif extra-vésiculaire, en dehors des petites bronches et de leur terminaison sur le trajet des vaisseaux sanguins. M. Natalis Guillot l'a nettement établi un des premiers, et la clinique vient confirmer sa manière de voir ; en effet, les crachats des individus atteints d'anthracosis, ne sont jamais noirs quand le poumon n'est pas ulcéré. Comment expliquer ce phénomène si l'on ne croit pas au siége extra-vésiculaire ou parenchymateux des particules charbonneuses du poumon ?

Pour que l'expectoration se colore en noir chez
ces malades, il faut que quelque ulcération pulmonaire vienne mettre en liberté le charbon retenu
dans le parenchyme de cet organe, et lui ouvrir
une issue au dehors, ainsi que nous l'avons constaté dans notre première observation.

Non seulement les particules de charbon des
poumons mélaniques infiltrent le tissu extra-vésiculaire du poumon, mais encore elles peuvent
infiltrer les éléments histologiques eux-mêmes.
Nous avons, en effet, rencontré un certain nombre
de ces granules, soit dans les globules muqueux
et purulents que le malade de notre observation
n° 1 expectorait abondamment, soit aussi dans
des cellules embryoplastiques que nous avons
trouvées à l'autopsie, en grand nombre, en divers
points des poumons.

Cette pénétration des éléments histologiques par
des corps solides, n'a rien qui doive surprendre ;
les cellules épithéliales qui tapissent l'intestin, ne
se laissent-elles pas, pendant la digestion, pénétrer et traverser par les goutelettes huileuses qui
concourrent à la formation du chyle ?

C. *Des voies d'entrée et du mode de pénétration*
du charbon dans le parenchyme
pulmonaire.

J'aborde maintenant le point le plus controversé
du sujet; j'arrive à la question de savoir d'où
vient le charbon pulmonaire et par quelles voies
il arrive dans le poumon.

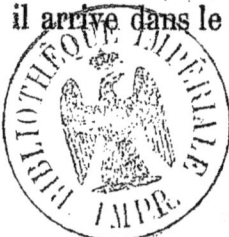

L'opinion la plus généralement répandue, parce qu'aussi, au premier abord, elle paraît la plus probable et la plus simple, est celle qui fait provenir ce charbon de l'extérieur par les voies respiratoires.

Plongé dans une atmosphère chargée de poussières charbonneuses, le sujet les inspirerait avec l'air qu'il respire et les introduirait ainsi à chaque inspiration par la trachée et les bronches jusque dans les vésicules pulmonaires, où ces poussières s'incrusteraient et s'accumuleraient.

Cette manière de voir nous paraît erronnée, et ce que nous venons de dire sur le siége que les poussières charbonneuses occupent dans le poumon, suffirait pour nous donner gain de cause. Ces poussières ne siégent jamais dans la vésicule pulmonaire, c'est toujours en dehors des voies respiratoires qu'on les rencontre; l'observation directe au microscope en fait foi, et la nature non mélanique de l'expectoration, en dehors des cas d'ulcération pulmonaire, témoigne aussi dans le même sens.

D'autres preuves viennent d'ailleurs se presser à l'envi contre la pénétration des poussières inorganiques par les voies respiratoires.

Et, d'abord, c'est la configuration anatomique elle-même des parties que l'air est obligé de traverser avant d'arriver dans le poumon. — Les narines avec leurs vibrisses, véritables tamis chargés de débarrasser l'air inspiré des particules qu'il peut tenir en suspension, les fosses nasales avec leurs anfractuosités et surtout avec la multiplicité de leurs cils vibratiles; d'une autre part, ce sont les arcades dentaires qui sont appelées aussi à tamiser l'air introduit par la bouche, comme les vibrisses le faisaient pour l'air introduit par les narines, la langue avec ses papilles et ses villosités si propres à retenir les différentes particules solides ainsi que M. Beau l'a démontré, les joues, le voile du palais, les piliers de l'isthme du gosier, organes divers qui tous, dans la respiration par la bouche, concourent à former, en se rapprochant, un conduit irrégulier, étroit et anfractueux, bien fait aussi pour épurer l'air qui doit s'y engager. Ajoutez encore que ce conduit est humide et que, ainsi que le démontrent la physique et les lois de l'attraction moléculaire, il jouit comme tel, et à distance, d'une sorte d'affinité attractive sur les particules sèches qui entrent dans sa sphère d'action.

Ces différentes conditions anatomiques n'indiquent-elles pas déjà que les particules solides, en suspension dans l'air inspiré, doivent être arrêtées avant même d'atteindre la glotte. Supposons cependant que quelqu'un de ces corps étrangers arrive jusqu'à l'ouverture supérieure du larynx, il va rencontrer ici un orifice étroit, doué d'une sensibilité particulière, sur les bords duquel il sera presque invinciblement retenu; supposons qu'il échappe encore, le voilà dans le larynx, il lui faudra franchir encore les cordes vocales inférieures, nouvel obstacle; puis, après avoir traversé la trachée, il devra s'engager dans un système de canaux bronchiques de plus en plus petits, dont l'entrée sera protégée par des éperons saillants et dont les parois seront tapissées de cils vibratiles nombreux, à mouvements dirigés de dedans en dehors. Que d'obstacles à éviter ! Et, remarquez le bien, pour arriver jusque dans la vésicule aérienne, il faut que la particule inorganique, dont nous suivons la pérégrination hypothétique, ne touche à aucun d'eux, sans quoi elle adhérerait infailliblement aux parois de l'arbre bronchique en raison même de la lubréfaction des parties et de son petit volume à elle propre, et serait ainsi livrée impitoyablement à l'action des cils vibratiles qui fatalement la ramèneraient au larynx d'où un effort d'expulsion la rejetterait au dehors. — Supposons néanmoins que notre fragment de poussière ait accompli miraculeusement son voyage; le voilà dans la vésicule aérienne ; y restera-t-il ? nullement; il en sera bientôt rejeté par l'expectoration avec les différents produits de sécrétion pulmonaire.

En dehors de ces obstacles mécaniques qui constituent autant de preuves anatomiques de la non pénétration des particules charbonneuses dans le poumon par les voies aériennes, en dehors de ces preuves tirées de la disposition physique des parties, se présentent des preuves physiologiques, des preuves fournies par les propriétés et les fonctions des voies respiratoires.

N'oublions pas en effet que la muqueuse pulmonaire est douée d'un mode sensitif particulier; faite pour le contact de l'air atmosphérique, elle supporte encore assez facilement quelques gaz peu irritants, mais elle se révolte sous l'influence de tout autre contact. La présence de particules liquides ou de corpuscules solides sur cette membrane, détermine des sensations pénibles, bientôt suivies d'actes énergiques et involontaires d'expulsion ; comme preuves de ce que j'avance, je ne veux que ces accès de toux quinteux avec suffocation que l'on remarque lorsque un contact anormal se fait sentir sur la muqueuse de la glotte ou sur celle qui tapisse la trachée artère, lorsque, par exemple, on *avale de travers,* ou lorsque, après la trachéotomie, le chirurgien essaie de porter dans l'arbre bronchique des liquides médicamenteux irritants. Les petites ramifications bronchiques ellesmêmes sont douées de cette sensibilité spéciale qui les porte à rejeter au dehors les corps pour le contact desquels elles ne sont pas faites ; telle est en effet la cause de ces accès de toux que réveille la présence d'un peu de sang dans les petites bronches, à la suite d'une hémorrhagie pulmonaire.

On le voit, les obstacles sont amoncelés, et cela devait être ; si en effet la pénétration des corpuscules qui sont suspendus dans l'atmosphère, pouvait se faire par les voies respiratoires jusque dans le poumon, la mort ne tarderait pas à arriver dans un temps assez rapproché, et la durée de notre existence serait singulièrement abrégée. Que l'on réfléchisse à la quantité innombrable de corpuscules qui voltigent dans l'air que nous inspirons, et qui apparaissent d'une manière si distincte dans le rayon de soleil qui traverse un appartement obscur, et l'on sera effrayé des dangers que nous ferait courir l'inspiration aussi facile qu'on l'admet, de ces poussières atmosphériques.

L'expérimentation directe fournit un troisième ordre de preuve contre la doctrine de la pénétration des corpuscules solides dans les poumons par les voies aériennes ; des expériences ont été instituées avec des poussières liquides et avec des poussières solides.

Le premier ordre d'expériences a donné des résultats contradictoires ; néanmoins nous ferons remarquer à l'appui de l'opinion que nous soutenons que, jusqu'à présent, M. Demarquay est le seul qui ait pu faire pénétrer dans la trachée des liquides pulvérisés au moyen de l'appareil de MM. Tireman et Mathieu (1) ; MM. Réné, Briau, Pietra-Santa, Delore et Fournié, qui se livrèrent au même genre de recherches, ont toujours obtenu un résultat négatif.

Quant aux expériences instituées avec des poussières solides, elles nous paraissent avoir une importance plus grande dans la question qui nous occupe ; or elles déposent tout-à-fait selon notre manière de voir. M. Claude Bernard tient, pendant plusieurs heures, un lapin la tête renfermée dans un sac contenant du noir de fumée ; il agite de temps à autre le sac, afin que le lapin inspire un air fortement chargé de particules charbonneuses, et, après avoir sacrifié l'animal, il ne constate aucune trace de charbon dans la trachée artère ; le noir à fumée tapisse les parois de la cavité buccale et des fosses nasales, mais n'a pas franchi l'ouverture de la glotte.

---

(1) Nous devons faire observer que les expériences de M. Demarquay ont été reprises par M. Fournié, à qui elles ont donné des résultats négatifs.

Les considérations précédentes démontrent donc, d'une manière évidente, l'impossibilité de la pénétration des particules solides dans le poumon par les voies aériennes. Par quelle voie y arrivent-elles donc ? Par les voies vasculaires.

M. Natalis Guillot avait déjà pensé que les particules charbonneuses ne pénétraient dans le parenchyme pulmonaire que par les vaisseaux. Pour cet auteur, elles sont charriées dans les capillaires, s'en extravasent et se déposent dans le tissu du poumon en dehors des vésicules aériennes ; M. Natalis Guillot soutient de plus que le charbon ne provient pas de l'extérieur, mais provient du sang lui-même où il se forme sous l'influence d'une combustion respiratoire imparfaite, sorte de résidu charbonneux analogue à la suie qui tapisse la cheminée dans laquelle le tirage se fait mal.

C'est en cela que M. Guillot se trompe suivant nous ; le défaut de respiration ne donne pas naissance à du charbon pur, mais à des matières plus ou moins riches en carbone. Une pareille doctrine donnerait de plus à supposer que la mélanose pulmonaire doit être d'autant plus intense que la respiration se fait plus mal ; ce qui n'est pas toujours vrai ; un grand nombre de poumons tuberculeux sont bien moins mélanosés que certains poumons tout-à-fait sains d'ailleurs et qui ont appartenu à des sujets jouissant d'une hématose facile et puissante.

Le charbon, quoique apporté dans le poumon par le sang, ne provient donc pas du sang lui-même ; il vient de l'extérieur, non pas par les voies aériennes, mais par les voies digestives.

Nous avons fait remarquer dans les lignes précédentes que la configuration anatomique des parties
supérieures des voies aériennes, était bien faite
pour retenir les petits corps légers tenus en suspension dans l'air inspiré ; ces particules s'arrêtent, en effet, à l'état normal, soit dans les fosses
nasales, soit entre les dents, dans la bouche ou
l'arrière-bouche ; appliquées contre les parois
lubréfiées de ces diverses cavités, elles y restent
jusqu'à ce qu'elles soient entraînées par les produits de sécrétion de la muqueuse et avalées par
les mouvements de déglutition que nous produi-
sons incessamment et d'une manière automatique ;
cela est si vrai que, dans certains états pathologi-
ques graves, ces poussières atmosphériques, cessant
d'être entraînées par les mouvements habituels de
la langue ou du pharynx, s'accumulent dans la
bouche ou dans les narines, où leur présence est
toujours l'indice d'un état morbide grave ; tel est
le secret de la fuliginosité des dents et de la
pulvérulence des narines que l'on observe dans
la fièvre typhoïde par exemple.

Une fois parvenues par déglutition dans les
voies digestives, l'estomac et l'intestin, les particules charbonneuses pénètrent dans les ramuscules de la veine-porte pour être transportées dans
les poumons où elles sont fixées et retenues.

Ce ne sont pas, en effet, seulement, les corps en
solution qui ont la propriété de traverser les parois
des vaisseaux pour être absorbés ; les corps gras
émulsionnés jouissent de ce pouvoir, ainsi qu'il est
donné de l'observer, tous les jours, dans l'acte de la

digestion; le mercure lui-même, à l'état de fines gouttelettes, à l'état d'émulsion, à l'état pulvérulent en un mot, peut traverser les parois vasculaires et entrer aussi dans le torrent de la circulation, ainsi que l'ont constaté Autenrieth et Zeller (1808) et Osterlen en 1843, en frictionnant avec de l'onguent mercuriel la peau, préalablement rasée, d'un lapin, ainsi que, du reste, le prouve si communément la salivation mercurielle, après des onctions à l'onguent napolitain.

Ce pouvoir de traverser les membranes animales pour pénétrer dans le torrent sanguin, n'appartient pas seulement aux gouttelettes chyleuses ou aux gouttelettes mercurielles ; on le constate aussi pour des poudres inertes.

Herbst constata le passage de globules de lait et de graines de fécules dans le chyle et le système sanguin de jeunes chiennes dans l'estomac desquelles il avait injecté ces substances.

Osterlen (1843) nourrit pendant plusieurs jours un certain nombre de chiens, de lapins, d'oiseaux avec du charbon pulvérisé, mélangé aux aliments, et retrouve des particules de charbon dans le sang, les poumons, la rate de ces animaux.

La même expérience fut répétée avec le même résultat par M. Eberhard, en 1847, avec du charbon, du mercure et de la fleur de soufre ; par M. Osterlen, avec du bleu de Prusse ; par M. Bernard (Union médicale 1849), avec du noir à fumée et du bleu de Prusse ; par Moleschott, sur des grenouilles, avec du sang de mammifères ; et dans toutes ces expériences, même résultat, passage dans le sang des corpuscules solides ingérés.

Il est donc prouvé que des particules, même organisées comme des corpuscules sanguins, peuvent pénétrer dans le torrent circulatoire, à travers la muqueuse intestinale et les parois vasculaires, à la manière des gouttelettes de graisse émulsionnée qui sont si nombreuses dans le chyle.

Transportées par le torrent de la circulation, elles s'arrêtent dans le poumon, dans le parenchyme duquel elles se fixent, en vertu d'une sorte de pouvoir de fixation que possède le poumon. Ce pouvoir, il est vrai, ne peut s'expliquer par les minimes dimensions des capillaires pulmonaires ; des vaisseaux, en effet, qui laissent passer des hématies de 7 millièmes de millimètre de diamètre, doivent livrer un libre passage à des poussières qui ont souvent à peine 1 millième de millimètre. Cette propriété du poumon est donc assez difficile à comprendre, mais elle existe comme fait et serait suffisamment prouvée par la mélanose charbonneuse des ouvriers mineurs, si des expériences directes ne venaient encore la mettre hors de doute. M. Bernard injecte du bleu de Prusse dans la jugulaire d'un cheval par le bout inférieur ; à l'autopsie, le poumon présente une belle couleur bleue, mais aucun autre organe n'est coloré ; les particules colorantes se sont toutes arrêtées dans le tissu pulmonaire comme filtrées et fixées par ce tissu.

Nous croyons les considérations qui précèdent suffisantes pour prouver que la véritable voie que suivent les poussières charbonneuses pour arriver dans le poumon, c'est le tube digestif et le torrent circulatoire.

Supposons maintenant ces particules dans le poumon et étudions les effets qu'elles vont avoir et sur le tissu pulmonaire et sur les fonctions de cet organe.

D. *Effets des poussières charbonneuses sur le parenchyme pulmonaire.*

Les particules charbonneuses arrivent dans les poumons par les capillaires sanguins, se déposent dans le parenchyme de ces organes, le long de ces capillaires. Si elles sont en faible quantité, leur présence ne peut donc occasionner aucun accident; la circulation sanguine n'en sera que peu gênée. Quant à la circulation aérienne, elle se fera facilement; mais si leur nombre augmente dans de fortes proportions, elles comprimeront peu à peu les capillaires sanguins et atrophieront le tissu conjonctif extra-vésiculaire; les conséquences de ces phénomènes sont faciles à prévoir: d'une part, la circulation sera gênée; d'une autre part, les actes mécaniques du poumon seront rendus plus ou moins difficiles, et ces deux accidents seront eux-mêmes la source de plusieurs phénomènes morbides.

De la gêne de la circulation pulmonaire résulte chez les sujets atteints d'anthracosis, un défaut plus ou moins prononcé de l'hématose, une asphyxie lente; c'est à cette cause que l'on doit attribuer en partie l'anémie des mineurs, anémie très-manifeste, anémie dans la production de laquelle l'influence funeste de l'obscurité et la respiration de l'air vicié des mines, jouent évidemment un grand rôle, mais qui reconnaît aussi pour cause l'abolition

progressive et plus ou moins avancée des fonctions
d'un organe d'hématose aussi important que le
poumon.

La présence de poussières charbonneuses dans
le poumon et la compression des capillaires pulmonaires par ces poussières, a donc une grande
influence sur la sanguification et partant sur l'état
général du sujet; elle a aussi une certaine influence
sur la nutrition du poumon et partant sur le tissu
pulmonaire.

Le poumon, en effet, reçoit deux ordres de vaisseaux et présente deux circulations; outre sa
circulation-porte et ses vaisseaux cardiaques, uni-
quement ou plus spécialement destinés à l'hématose, il a une circulation générale et des ar-
tères qui proviennent de l'aorte, et des veines qui
se jettent dans la veine-cave. Ces vaisseaux sont
chargés plus spécialement de sa nutrition; si
donc ils viennent à être comprimés, la nutrition
pulmonaire en sera altérée, et le tissu de ces
organes subira cette évolution morbide que l'on
peut voir se dérouler sur tout organe que l'on
prive peu à peu et progressivement de nourriture;
il présentera une anémie plus ou moins marquée,
puis surviendront l'atrophie, ou le ramollissement
et une véritable gangrène moléculaire, c'est-à-dire
l'ulcération; ainsi se formeront des cavernes plus
ou moins étendues, cavernes dont le lieu d'élection sera le sommet du poumon, c'est-à-dire le
point où les poussières charbonneuses s'accumulent le plus facilement. Notre observation n° 1 est
un bel exemple de ce genre d'altération.

D'autres fois, les choses ne se passent pas ainsi; les corpuscules charbonneux agissent à la manière de corps étrangers ; par leur présence, ils atrophient le tissu conjonctif extra-vésiculaire du poumon, et par cela même détruisent l'élasticité de l'organe et nuisent aux deux actes qui composent la respiration, à l'inspiration et à l'expiration; puis, ils amènent autour d'eux une irritation permanente, en suite de laquelle survient un travail hypertrophique plus ou moins actif; des éléments embryoplastiques se forment en plus ou moins grand nombre, s'organisent plus ou moins complétement, et ainsi se produisent ces indurations pulmonaires dans les quelles on ne rencontre aucune trace des vésicules aériennes, qui finissent par disparaître, comprimées et étouffées au milieu de ce tissu de nouvelle formation, indurations d'un noir quelquefois très-intense et présentant une coupe et une consistance qui les rapprochent du carton légèrement mouillé ou d'un feutre très-serré.

Nous avons pu observer souvent cet état du poumon autour de masses tuberculeuses crétacées, entourées d'un dépôt charbonneux très-abondant. Notre observation n° 3 en est un exemple intéressant.

Comme toutes les tumeurs ou tous les tissus peu vasculaires, cette nouvelle production fibreuse peut se ramollir à son centre, et ainsi se forment de nouvelles cavernes dont le véritable point de départ n'est pas un produit tuberculeux.

D'autres fois, sous l'influence d'un coup de froid ou de toute autre cause déterminante, cette subirritation déterminée par la présence dans le tissu pulmonaire de molécules charbonneuses, cette subinflammation peut prendre un degré plus ou moins grand d'acuité, et alors surviennent de véritables pneumonies, ainsi que nous avons pu l'observer et que nous en avons rapporté un exemple (observation n° 2).

Dans ces pneumonies la scène se passe surtout en dehors des vésicules pulmonaires, ce qui explique le manque de crachats rouillés, qui a lieu quelquefois ; à l'autopsie, les poumons sont carnifiés sans présenter cet aspect granuleux qui les a fait comparer au tissu hépatique et a fait donner à la lésion anatomique le nom d'hépatisation rouge.

E. *De la Symptômatologie de l'Anthracosis.*

Les données de physiologie pathologique que nous avons exposées dans les lignes précédentes, peuvent jeter quelque jour sur la question pratique.

A un premier degré de la maladie, lorsque les particules charbonneuses sont contenues en petit nombre dans le parenchyme pulmonaire, leur présence pourra passer complétement inaperçue pendant la vie ; elles ne se révéleront à l'auscultation, par des signes sensibles, que si leur nombre est assez grand pour atrophier le tissu élastique intervésiculaire ou en détruire les propriétés élastiques ; dans de pareilles conditions, le poumon reviendra plus difficilement sur lui-même et l'expiration se fera plus lentement et d'une manière prolongée. Plus tard, si la matière charbonneuse augmente de quantité, elle comprimera les vésicules aériennes elles-mêmes et en gênera l'expansion; l'inspiration alors sera troublée à son tour, le murmure vésiculaire sera moins intense et pourra même disparaître pour laisser entendre la respiration bronchique; l'inspiration, en résumé, sera donc soufflante, l'expiration un peu prolongée et la sonorité thoracique diminuera, en même temps, légèrement; à ces signes viendront s'ajouter les caractères des cavernes, les gargouillements, la voix et le souffle amphoriques, etc. etc., lorsque le poumon se ramollira dans les points où sa nutrition sera le plus pervertie et lorsque se creuseront ces cavités que nous avons dit occuper principalement les sommets.

A cette période extrême, mais à cette période seulement, apparaîtra un signe d'une immense importance, sous le point de vue diagnostique: *les crachats mélaniques*. Avant l'ulcération pulmonaire, pas de charbon dans les crachats; rappelons-nous que la matière charbonneuse est contenue dans le parenchyme pulmonaire, et a besoin, pour être mise en liberté, d'une véritable destruction partielle du poumon.

Dans ces crachats noirs, le microscope démontrera des particules de charbon semblables à celles qui infiltrent le tissu pulmonaire et dont les réactifs chimiques démontreront aussi la nature; on trouvera ces particules charbonneuses la plupart libres dans la préparation, quelques unes cependant infiltrées dans les cellules dites de mucus ou de pus dont les crachats sont remplis; c'est, en effet, ce que nous avons pu constater chez notre malade de l'observation n° 1.

Après les différents signes que nous venons d'énumérer, on tiendra comme très-importants les signes fournis par les commémoratifs ou les antécédents du malade, son âge et surtout sa profession.

F. Appréciation des causes de l'infiltration charbonneuse des poumons.

Les causes de l'infiltration charbonneuse sont faciles à prévoir. Pour que la maladie se produise, il faut un séjour prolongé dans une atmosphère chargée de particules de charbon ; il faut encore une certaine disposition des organes digestifs à se laisser pénétrer par la matière charbonneuse.

Ces questions sont complexes et demandent à être analysées.

J'ai dit que pour le développement du mal il faut un séjour prolongé dans une atmosphère imprégnée de poussière charbonneuse ; mais la nature même de ces poussières doit être prise en sérieuse considération. Toutes, en effet, ne pénètrent pas également dans le torrent circulatoire ; plus les particules seront fines, plus facilement aussi elles s'engageront dans les capillaires sanguins de l'intestin. C'est pour cette raison que nous considérons comme bien plus dangereuses pour les mineurs, les particules de noir à fumée qui résultent de la combustion imparfaite des lampes et des torches dont ils se servent pour s'éclairer, que les poussières de charbon qui peuvent résulter du maniement même et des diverses opérations que nécessite l'extraction de la houille; les premières sont, en effet, très-fines et très-ténues et surtout facilement absorbables; les secondes ne sont que des fragments grossiers, irréguliers et souvent trop volumineux pour pouvoir pénétrer dans les vaisseaux sanguins ou pour pouvoir rester assez longtemps en suspension dans l'atmosphère et devenir, pour l'air, une cause de viciation.

J'ai dit, en second lieu, que les organes digestifs devaient présenter un état favorable à la pénétration des molécules charbonneuses. En effet, tous les mineurs ne sont pas également indisposés par les poussières charbonneuses atmosphériques; quelques uns sont obligés d'abandonner leur profession, après quelques années de travail dans les mines, d'autres peuvent la continuer beaucoup plus longtemps. Ces différences doivent provenir de la contraction plus ou moins forte de la tunique musculaire de l'intestin, de l'état de la muqueuse, et de la nature des sécrétions qui la lubréfient.

On sait, en effet, que les particules solides traversent d'autant plus facilement les filtres et les tissus animaux, qu'on les soumet à des pressions plus considérables; on comprendra donc parfaitement que, sous l'influence de contractions intestinales plus ou moins énergiques, les particules engagées dans les plis de la muqueuse, soient soumises à des pressions plus ou moins fortes, suivant les sujets, et aient, par cela même, une tendance plus ou moins grande à passer dans les capillaires sanguins.

L'épaississement plus ou moins grand de la muqueuse, sa lubréfaction plus ou moins intense, pourront aussi avoir sur cette pénétration une influence facile à pressentir.

Enfin, nous croyons que l'ingestion des substances graisseuses pourra faciliter aussi le phénomène de pénétration. Par ce moyen, en effet, les particules charbonneuses pourront se présenter émulsionnées à l'absorption intestinale, et, par cela même, pourront devenir absorbables à la manière des particules graisseuses du chyle, ou mieux, à la manière des gouttelettes de mercure émulsionnées dans l'onguent mercuriel.

G. *Du Traitement de l'Antracosis.*

Le traitement de l'Antracosis ne peut être que préventif. Une fois arrivées dans les poumons, les molécules charbonneuses s'y incrustent et y sont retenues indéfiniment. Ce n'est que par la destruction même du tissu pulmonaire qu'elles peuvent être mises en liberté. La maladie est donc incurable ou même fatalement mortelle.

On conçoit d'après cela le soin avec lequel on doit chercher à la prévenir.

Les principales indications à remplir, ce nous semble, sont les trois suivantes :

1° On diminuera le nombre des particules charbonneuses de l'atmosphère des mines. Comme le plus grand nombre et les plus dangereuses de ces poussières, proviennent de la combustion des lampes et des torches destinées à l'éclairage des galeries, il serait facile de remédier au mal en employant des instruments d'éclairage plus parfaits, instruments dans lesquels la combustion s'effectuant mieux, donnerait moins de fumée ;

2° On tamisera l'air, ainsi vicié, avant qu'il soit respiré, dans le but de prévenir la pénétration des particules de charbon, non pas dans la trachée, mais dans la bouche et les fosses nasales, et de là, dans les voies digestives par la déglutition. On a proposé dernièrement, dans ce but de tamisation, un appareil que l'on pourra employer avec avantage ;

3° On cherchera à débarrasser les ouvriers des particules de charbon qui auront pu se ramasser, soit dans leur bouche ou les fosses nasales, soit dans leur tube digestif, avant que ces particules ne soient absorbées et n'aient pénétré dans les voies respiratoires. De fréquents gargarismes, quelques laxatifs de temps à autre pourront rendre des services en remplissant cette indication.

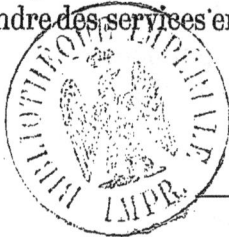

St-Etienne, imprimerie de J. Pichon, rue Brossard, 9.

www.ingramcontent.com/pod-product-compliance
Lightning Source LLC
Chambersburg PA
CBHW060522210326
41520CB00015B/4264